# DÉCOUVERTE
# DU VRAI SIÉGE

DE LA

# MIGRAINE

ET DU

## MOYEN DE LA GUÉRIR

Sans Remède,

EN 10, 20 ET 30 SECONDES;

*Par M. le Docteur Bouniceau.*

Non apud forum è Davo audivi,
Nec in scholis, neque inveni apud auctores.

ANGOULÊME,

IMPRIMERIE DE LEFRAISE ET ÉON,

Rue Vauban, n. 8.

1831

Te $\frac{64}{53}$

# DÉCOUVERTE
# DU VRAI SIÉGE
## DE LA
# MIGRAINE
### ET DU
## MOYEN DE LA GUÉRIR

Sans Remède,

### EN 10, 20 ET 30 SECONDES;

*Par M. le Docteur Bouniceau,*

AUTEUR D'ESSAIS SUR LA RÉORGANISATION DE LA MÉDECINE, ETC.

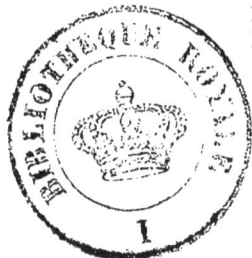

Non apud forum è Davo audivi,
Nec in scholis, neque inveni apud auctores.

## ANGOULÊME,

IMPRIMERIE DE LEFRAISE ET ÉON,

Rue Vauban, n. 8.

1834

# DÉCOUVERTE

# DU VRAI SIÉGE

## DE LA MIGRAINE.

# A L'HUMANITÉ SOUFFRANTE.

---

Puisse-t-elle trouver dans cette découverte une nouvelle preuve de mes constans efforts pour elle!

P.-J.-P. B.

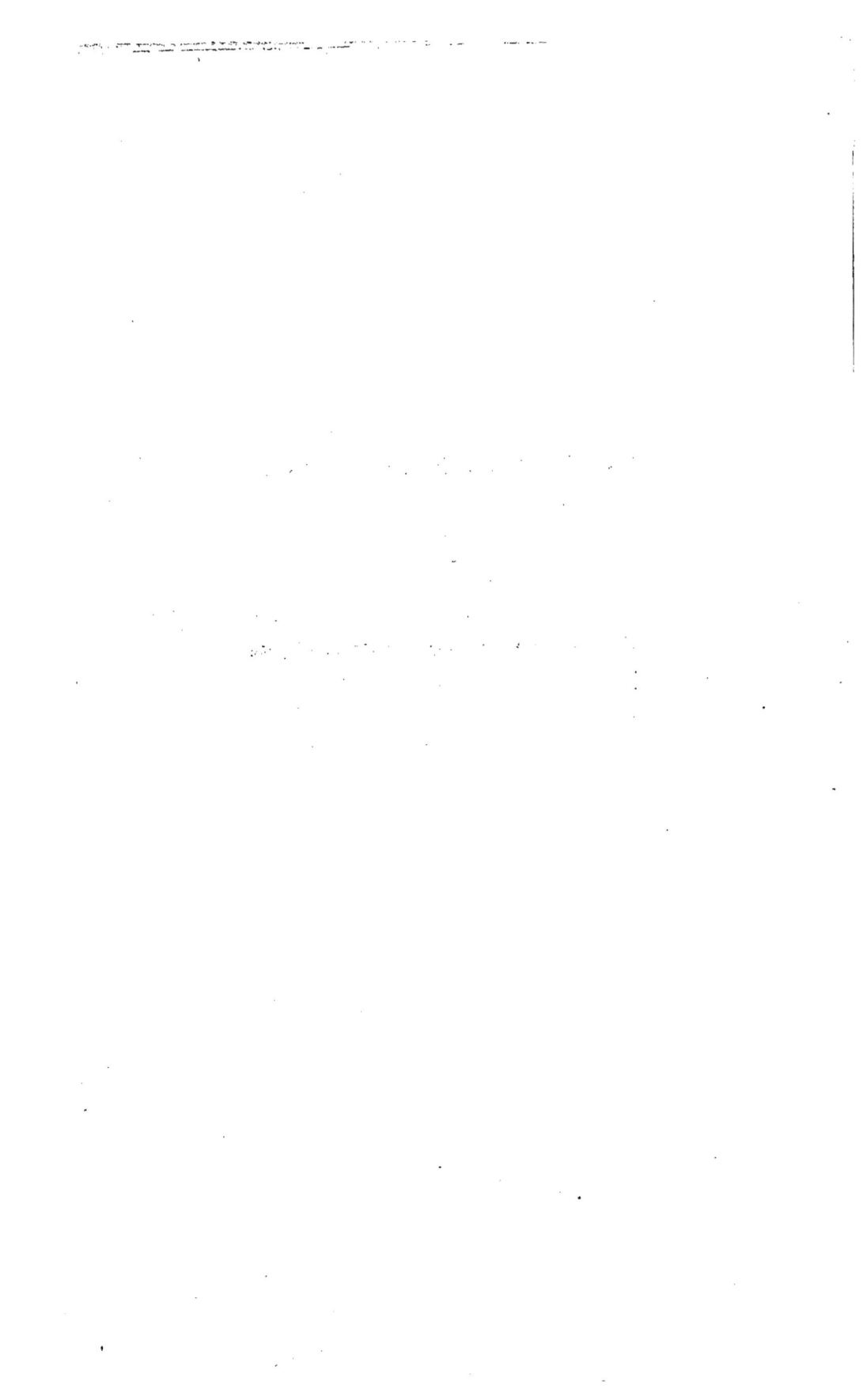

# UN MOT AU LECTEUR.

INTRODUCTION, préface, avant-propos, avertissement sont autant d'expressions à peu près synonymes qui donnent souvent l'idée d'espèces de discours qui sont à certains livres ce qu'est à un mauvais breuvage le miel qu'on s'est cru obligé de mettre autour du vase qui le contient. Le lecteur se trouve souvent aussi attrapé que le malade pour lequel on avait doré la pilule.

Un opuscule destiné à faire connaître une découverte, ne nous paraît pas avoir besoin de cette espèce d'ornement. Celle-ci est bonne ou mauvaise, utile ou insignifiante. Si elle est mauvaise, ce ne sera pas un beau discours qui lui donnera de l'importance; si elle est bonne ou utile, elle se recommandera d'elle-même, et sera d'autant plus promptement appréciée à sa juste valeur que l'ouvrage destiné à l'annoncer sera concis et composé de manière à la mettre au plus tôt en évidence. C'est ce que j'ai essayé de faire dans l'opuscule qu'on va lire.

Je ne crois pas devoir craindre qu'il m'arrive rien d'analogue à ce qui eut lieu à l'occasion d'une découverte faite par un médecin allemand. Des médecins de Paris écrivirent à M. le docteur Storck que sans doute la ciguë d'Allemagne était différente de celle de France, puisqu'ils n'avaient pu obtenir de son extrait les effets merveilleux que ce médecin lui attribuait. Votre insuccès ne vient pas de la plante, leur répondit-il; vous devez l'attribuer à ce que, chez vous, on ne sait pas le préparer. La demande était ironique, mais la réponse fut piquante.

Qu'aurais-je à répondre, moi, au grand nombre d'habiles médecins qui répéteront mes expériences, s'ils venaient me dire avoir opéré sans succès ?

# DÉCOUVERTE

# DU VRAI SIÉGE

## DE LA

## MIGRAINE

### ET DU

## MOYEN DE LA GUÉRIR,

#### SANS REMÈDE,

#### EN 10, 20 ET 50 SECONDES.

La société de médecine du département de la Moselle a annoncé qu'elle décernerait pour prix une médaille en or à l'auteur qui lui adresserait, pour le mois d'août 1835, le mémoire qui satisferait le mieux à la proposition suivante :

« Indiquer les symptômes et le siége de l'affection « connue généralement sous le nom de migraine; faire « connaître les causes qui la font naître et en favorisent « le retour; signaler sa marche, sa durée, ses complica- « tions, ses terminaisons; caractériser les formes qu'elle « peut revêtir; établir le diagnostic et le prognostic; « décrire les altérations organiques locales auxquelles « elle peut donner lieu; enfin, établir le traitement pré- « servatif et curatif. »

De la manière dont cette proposition assez complexe

est divisée, il n'a pas été difficile de l'analyser, et, afin de la mieux traiter, de la représenter sous sept propositions très-simples. C'est ainsi que j'ai procédé dans un mémoire que j'ai à peine achevé et que j'aurais fait imprimer en place de cet extrait, si je n'avais pas réfléchi que, d'après le procédé simple et efficace que je présente, il devenait tout-à-fait inutile de traiter la question-proposée comme il eût fallu le faire dans le cas où ma découverte n'aurait pas avancé ce point de la science médicale de manière à faire rejeter un grand nombre de considérations que j'avais établies dans ce mémoire et dont l'importance, quoique reconnue encore généralement aujourd'hui, fera place désormais à des conséquences autrement importantes qui résulteront indubitablement de ce que je vais dire, et qui pourront éclaircir divers autres points en médecine et aller même jusqu'à saper les fondemens des doctrines établies.

Je n'ai pas besoin d'apprendre aux médecins de quoi se compose le crâne et quelles sont les parties qui le recouvrent. Ceux qui sont anatomistes et physiologistes connaissent aussi bien que moi ce que contient cette boîte osseuse; mais, cependant, je crois devoir leur rappeler succinctement, au sujet de la question que je traite ici, comment son intérieur établit des relations avec sa surface externe, et de quelle manière celle-ci peut communiquer les affections de quelques-unes des parties qui la recouvrent aux organes qu'elle contient, ainsi que la partie supérieure du canal vertébral.

On sait que, sur la calotte osseuse, entre le cuir chevelu et les muscles épicrâniens, ou leurs aponévroses, règne un espèce de réseau nerveux formé, 1° en devant, par les rameaux appelés nerfs frontaux, qui

naissent des branches ophtalmiques, une de chaque
côté qui est, dans chaque orbite, une des trois en lesquelles se divise chacun des trijumeaux qui forment la
cinquième paire de nerfs dont l'origine est plus ou moins
près du renflement de la protubérance cérébrale ou,
d'après des anatomistes moins modernes, à l'endroit où
les cuisses de la moelle allongée se joignent au pont de
Varole; 2° sur les côtés, par deux rameaux temporaux,
nés du nerf facial ou de la portion dure de la septième
paire, appelée les petits sympathiques, se divisant ensuite
en un grand nombre de filets qui se répandent sur les
régions temporales, et vont jusqu'au sommet de la
tête où ceux du côté droit s'anastomosent probablement, quoi qu'en ait dit Bichat, avec ceux du côté
gauche; 3° en arrière, les rameaux occipitaux, varia-
bles pour leur nombre, se divisant en filets qui se répandent sur les parties moyenne et postérieure de la
tête, et se terminent dans le voisinage des frontaux
avec lesquels on leur remarque des anastomoses : ces
rameaux occipitaux viennent de la branche postérieure
de la première paire cervicale sortie en arrière entre
l'atlas et l'axis, et de celle de la deuxième paire qui
sort entre l'axis et la 3e vertèbre, lesquelles paires cer-
vicales tirent leur origine des parties latérales de la
moelle de l'épine.

On sait également que la branche ophtalmique
donne, outre le nerf frontal, deux autres rameaux,
l'un qu'on nomme lacrymal parce qu'il va se distri-
buer en grande partie dans la glande du même nom,
et l'autre, nasal, parce qu'il se répand presqu'en totalité
à l'extérieur et à l'intérieur du nez. Il s'anastomose
avec le frontal dont il accompagne des filets jusque
sur la paupière supérieure.

L'on n'ignore pas enfin que le ganglion ophtalmique ou lenticulaire, que Bichat regarde comme appartenant à la vie organique, fournit les filets nerveux qui, sous la dénomination de procès-ciliaires, donnent à l'iris sa sensibilité et sa contractilité, et représentent sur cette membrane comme autant de petites lignes blanchâtres et radiées faciles à distinguer, surtout après une légère macération. Ils ont des rapports avec le nerf nasal par un ou deux filets de ce dernier qui les accompagnent peut-être jusque sur l'iris. Ils entretiennent probablement d'intimes relations entre cette membrane et le frontal au moyen des anastomoses qui sont établies entre ce dernier et le rameau nasal, et expliquent l'affection sympathique de l'œil à la suite de blessures sur le trajet du nerf frontal dont Willis nous a donné connaissance.

Cet aperçu remémoratif des parties anatomiques qui jouent le principal rôle dans l'hémicrânie, était nécessaire pour mettre les médecins à même de se rendre raison de certains phénomènes et symptômes qui annoncent et accompagnent un accès de migraine, et de se convaincre que c'est une affection toute nerveuse, d'une espèce qui paraîtra d'autant plus extraordinaire qu'il n'est nullement venu à l'idée de ceux qui ont pu la supposer de cette nature, de recourir au procédé aussi simple qu'efficace que j'emploie et dont le succès étonnera d'autant plus que, depuis des siècles que l'aperçu anatomique que je viens de présenter est connu, tout le corps médical a recommandé et prescrit le contraire de ce que je pratique. Bien plus, tout prouve, comme j'en apporterai la preuve, que non-seulement on était loin de préciser, ainsi que je le fais, le siége de cette affection, mais qu'encore la découverte de la méthode propre à la guérir m'était reservée.

Il est aussi faux que l'hémicrànie, affection connue généralement sous le nom de migraine, ait ordinairement son siége à l'encéphale ou aux enveloppes de ce viscère, qu'il est impropre de conserver la dénomination de rhume de cerveau à l'affection catharralle ou la fluxion muqueuse qui se fixe sur la membrane de Schneider et constitue ce que les gens de l'art appellent coryza.

La migraine à l'état simple a son siége dans le système nerveux, et c'est toujours en lui seul qu'elle l'établit dès son principe. Il est même conforme à l'observation d'ajouter que, chez la presque totalité des individus qui en ont été atteints, elle ne l'a jamais porté au-delà.

Le premier symptôme de cette affection si commune et si douloureuse s'annonce le plus ordinairement par une espèce d'éblouissement ou d'obscurcissement de la vue qui fait croire quelquefois qu'on a d'épais brouillards ou nuages devant les deux yeux ou un seul, qui se dissipe assez lentement par fois pour que le malade soit frappé de la crainte de perdre la vue, cet état de trouble dans la vision étant analogue à celui d'yeux qui commencent à se cataracter. Un sentiment de malaise, un état de tristesse et d'abattement mêlé d'impatience, accompagnent le plus souvent ce symptôme ou le suivent immédiatement; viennent ensuite la douleur sus-orbitaire de l'un ou l'autre côté, de légères horripilations, des nausées, un sentiment de pesanteur et de plénitude à l'épigastre, et, chez quelques personnes, des vomissemens. A l'approche de la douleur commencent à se dissiper les brouillards qu'on croyait avoir devant les yeux; ces organes se sentent tout-à-fait débarrassés de cet obscurcissement aussitôt que la douleur est dans sa force. Bien plus, s'il arrive quelquefois que celle-ci survienne sans l'éblouissement précurseur et sans frissonnement, elle est ordinairement peu forte, de courte durée, et constitue rarement un paroxisme d'hémicrânie bien caractérisé. Dans celui-ci, au contraire, la douleur est vive, lancinante, pulsative, s'étendant quelquefois aux parties latérale et postérieure du côté opposé à l'hémicrânie. Cette douleur, à son apogée, arrache par fois des cris aux enfans et fait voir l'œil mouillé de larmes chez quelques grandes personnes. Il y en a qui sont atteints d'un crachotement assez abondant, et d'autres qui mouchent plus que de coutume pendant ce que j'appelle le premier temps d'un paroxisme d'hémicrânie, qui est caractérisé par la durée du frissonnement et des légères horripliations dont j'ai parlé. Dès le commencement de l'accès, alors que le malaise et le frissonnement se font sentir, les malades ont le désir de se retirer loin du bruit et de rester dans l'inaction au milieu de l'obscurité. Les uns s'enfoncent dans un fauteuil qu'ils ont fait placer auprès du feu ; d'autres demandent leur lit, et le plus petit nombre ne se couchent ni ne s'arrêtent et vaquent tout de même à leurs occupations qui contribuent quelquefois à dissiper plus vîte cette affection, si elles sont de nature à les forcer d'agir en plein air, pourvu, toutefois, que le paroxisme ne soit pas de la force de celui qui a fait dire à quelques malades tellement absorbés par la douleur, que si l'on était venu leur annoncer que le feu était à leur maison, dans leur chambre et même aux quatre pieds de leur lit, ils ne se seraient pas levés pour l'éteindre, tant il est vrai que celui qu'un violent accès d'hémicrânie a forcé de se metre au lit et qui s'y est placé de manière qu'après avoir jugé que cette position lui convient mieux que toute autre, qu'il commence à se réchauffer et qu'il n'y a que le repos le plus absolu qui le préserve des élancemens que des mouvemens de tête faits trop tôt renouvellent, est entièrement livré à son état dont il espère et attend de l'allégement ou amendement de sa persévérance à rester à la même place et de son *decubitus* sur le côté douloureux (1). Aussi le bruit, la lumière, l'exercice de l'odorat, le mouvement ou la secousse qu'on imprime au plancher, et la conversation, sont plus ou moins insupportables pour tout individu qui a un fort accès de migraine. Dans ce cas, il y a dégoût pour toute espèce d'alimens solides et souvent même de boisson quelconque.

Soit que le malade se mette dans un fauteuil auprès d'un bon feu, soit qu'il se couche dans un lit chauffé par le moine, la bassinoire, ou aux pieds duquel on aura mis une boule d'étain remplie d'eau bouillante, le temps du frisson une fois passé, il s'endort au milieu d'une chaleur générale du corps, et il ne tarde pas à être pris d'une moiteur, d'une sueur même dont l'abondance annonce ordinairement la solution de cette affection, qui ressemble assez bien dans ce cas à un accès de fièvre intermittente, dans lequel il y a eu ces trois temps: frisson, chaleur, et sueur........ *quam quiete et diaphoresi intrà 24 aut 48 horas sanant*, a dit Stoll en parlant d'un vif accès d'hémicrânie.

Ceux qui ont le courage de ne pas se coucher et de vaquer à leurs affaires ne passent point par ces trois

---

(1) Il est à remarquer que les personnes atteintes d'un paroxisme de migraine se trouvent moins souffrantes appuyées sur le côté douloureux.

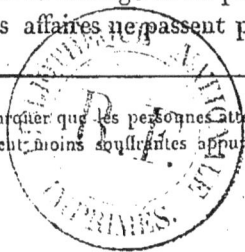

états. Aussi arrive-t-il souvent qu'ils gardent cette affection jusqu'au lendemain ou même trois jours, à un état beaucoup moins grave à la vérité, tandis que les premiers en sont souvent débarrassés au bout de quelques heures.

La migraine passe quelquefois d'un côté à l'autre quoiqu'ayant eu une durée ordinaire sur le premier côté; ce qui n'est pas du tout, comme quelques personnes l'on dit plaisamment, une migraine *coquette*, mais bien réellement deux accès d'hémicranie pour un, puisque dans ces cas, quand la sueur a lieu, ce n'est qu'après qu'elle est arrêtée que la douleur, précédée d'un nouvel obscurcissement de la vue, se reproduit de l'autre côté.

Il suffit d'avoir quelques notions en physiologie pour se rendre raison, d'après l'aperçu que j'ai donné de la disposition anatomique des parties, de certains symptômes et phénomènes qui s'observent pendant un paroxisme de migraine, et que ne pourraient s'expliquer les personnes qui n'auraient point fait cette étude préalable, mais qui néamoins pourront se servir aussi bien qu'un médecin de la méthode curative de mon invention.

Il n'est point nécessaire d'entrer ici dans le détail des causes qui font naître la migraine ni de celles qui en facilitent le retour, parce que, de quelque nature ou force qu'elles soient, mon procédé a le même succès, pourvu que cette affection n'ait aucune des complications dont nous parlerons. Ainsi, je divise la migraine en névrose et en névralgie hémicrâniennes. La différence que j'établis entre ces deux états est que je regarde le premier comme une simple exaltation de la sensibilité des filets nerveux qui se trouvent où est la siége de cette affection, et, le second ou la névralgie, comme une inflammation ou phlegmasie plus ou moins prononcée de ces mêmes nerfs et des parties avec lesquelles ils ont des rapports immédiats.

La méthode simple, prompte et sûre au moyen de laquelle je dissipe ou enlève un accès d'hémicrânie, prouve d'une manière évidente que cette affection est loin d'être en général un premier degré d'encéphalite, et que c'est à grand tort qu'on lui donne ce caractère dans le *Dictionnaire des Sciences médicales*.

Voilà ce qu'on y lit à l'article névrose : «La plupart de « ces prétendues névroses essentielles sont aujourd'hui « reconnues pour n'être que des phlegmasies des organes « aux nerfs desquels on les rapporte, ou bien l'expres- « sion d'une souffrance cérébrale, d'une surexcitabilité « encéphalique, état peu connu qui n'a pas reçu de « nom bien caractéristique, qui doit être le premier degré « de l'encéphalite et dont l'hémicrânie est une nuance « assez intense mais passagère. » L'hémicrânie arrivée même à l'état de névralgie n'est et ne dégénère presque jamais en encéphalite.

Dans cette opinion, justement fondée, que la migraine est tantôt purement et simplement une névrose, comme je l'ai définie, et tantôt une névralgie, les altérations organiques locales dans ce second état doivent être analogues et même identiques des autres névralgies. Il peut résulter, dit Béclard, de l'inflammation d'un nerf : « l'infiltration de sérosité dans sa « gaine cellulaire, ses adhérences avec les parties voi- « sines, des ulcères sur son trajet, son ramollissement « et la réduction de sa substance en pus, ou son aug- « mentation de volume, ses transformations cartilagi- « neuses, osseuses, calculeuses et autres dégénéres-

*

« cences, comme autant d'effets de son inflammation. »

Mais quand la phlegmasie s'est étendue jusqu'à l'o-
rigine du nerf affecté et s'est même propagée à l'encéphale ou à la moelle de l'épine, alors les complications les plus fâcheuses, telles que les abcès, la
paralysie, l'apoplexie, viennent terminer la vie du
malade. Il est probable que de telles complications
auront plus rarement lieu qu'on ne les observe si
l'on a le soin de combattre la migraine dès son principe, par le procédé aussi simple qu'efficace que
j'applique à la névrose, et celui aussi rationnel que
je prescris contre la névralgie; car je pense que ce
qui est le plus propre à faire passer un simple état
de névrose en névralgie simple, et celle-ci en névralgie compliquée, c'est la négligence apportée dans le
traitement de la migraine, ou l'application d'une médication qui ne lui était pas appropriée.

Oui, le temps est enfin arrivé où l'on pourra enlever à volonté, *citò*, *tutò*, *jucondè*, et comme par enchantement, une affection très-douloureuse qui retenait
au lit pendant un, deux ou plusieurs jours, une infinité
d'individus dont bon nombre étaient empêchés dans
leurs affaires, dans leurs études, etc. Ce moyen que ne
précède, n'accompagne ni ne suit nulle préparation ni
médication, est une découverte que je suis fier d'annoncer comme mienne, parce qu'elle apaisera chaque
jour bien des souffrances et qu'elle doit avoir de très-
utiles conséquences.

Ce véritable progrès, cette connaissance de la névrose hémicrânienne et de son traitement curatif, nous
met à même de traiter de ce point de la médecine pro-
prement dite, de la pathologie interne, comme de la
question de chirurgie ou de pathologie externe la plus

simple, à tel point que nous y appliquerons justement
cet axiôme, qui trouve même assez rarement sa place
dans la pratique chirurgicale : *quod certum in mediciná.*
Tous les auteurs s'accordent à dire que la pression sur
tous les points du crâne où correspond la douleur qui
caractérise la migraine, exaspère cette affection, dont
ils avouent bien positivement ne pas connaître le siége.
Voici ce qu'on lit à cet égard dans le *Dictionnaire des
Sciences médicales* : « Les tégumens des os ou le pé-
« ricrâne, l'arachnoïde ou le cerveau sont-ils le siége
« de l'hémicrânie? C'est ce qu'on ne peut décider. »

Eh bien, en choisissant pour moyen de guérison
l'agent compressif que tous les médecins regardent
comme devant aggraver la migraine, je prouve que
j'en connais le vrai siége, et je fais d'une affection qui
fut toujours classée dans la pathologie interne, un des
cas de chirurgie les plus certains et pour lequel aucun
des médecins passés et présens n'a trouvé de remède
dont l'efficacité soit avouée et reconnue, à tel point
même que, depuis un temps immémorial, la presque
totalité d'entr'eux, ainsi que des individus sujets à cette
affection douloureuse, l'ont abandonnée aux forces médicatrices de la nature. Toutefois, la médecine propre-
ment dite pourra bien revendiquer la migraine comme
devant continuer d'être de son domaine et de lui appar-
tenir; mais non pas tant à cause de ses complications,
que parce qu'elle tient au système de l'économie le
plus général et le plus influent. J'ajouterai, cependant,
qu'il n'existe pas d'affection pathologique, d'après la
découverte que j'annonce, qui puisse établir entre ces
deux branches de la même science, la médecine et la
chirurgie, des rapports plus intimes que ceux que présente la migraine considérée dans tous ses états, ses

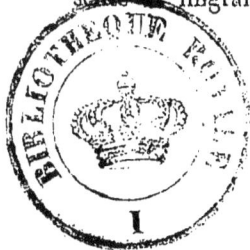

degrés et son influence sur le système nerveux de divers organes. Si ce n'est là certainement le cas où le médecin doit être également chirurgien, *vice versâ*, il est bien un de ceux qui prouvent le plus incontestablement que le médecin et le chirurgien devraient marcher presque constamment ensemble, à moins qu'on aimât mieux que l'exercice de ces deux professions, ce qui ne serait pas peu rationnel, fût divisé en spécialités médico-chirurgicales.

La compression dont il est question comme moyen de guérison de la migraine périodique et à l'état de névrose précédemment expliqué, doit être faite avec le pouce sur le trajet du rameau frontal, depuis le commencement de l'arcade sourcilière jusqu'à la réunion de son tiers interne avec les deux autres, et, dans le cas où la douleur est plus vive vers la région occipitale, cette compression doit s'exercer plus particulièrement alors derrière le cou, entre l'atlas et l'axis, et, alternativement par fois, entre celle-ci et la troisième vertèbre. Toutefois, attendu que l'anastomose des nerfs occipitaux avec les temporaux et les frontaux est ordinairement assez complète, il suffit bien souvent d'exercer la pression sur et un peu au-dessus de l'arcade sourcilière, dans le cas d'une douleur vive se communiquant à tout le côté du crâne, et toujours dans ceux où la douleur temporo-occipitale n'est pas aussi violente que la frontale. Ainsi, dans tous les cas d'hémicrânie, il convient de commencer par exercer la compression, pendant 10, 20 ou 30 secondes, sur le premier point indiqué, avant de songer à la faire ailleurs; car il n'est ordinairement besoin que du plus court instant pour reconnaître, à l'amendement de la douleur, que l'on en obtiendra la disparition complète.

Toutefois, il m'est arrivé souvent qu'après avoir dissipé la migraine dans l'un de ces trois courts laps de temps, elle a reparu avec la même force ; mais en revenant à cette opération bien simple, que je prolongeais alors pendant une minute et rarement au-delà, en exerçant, au moment où j'allais lever le pouce et le retirer, une friction assez forte avec ce même doigt et d'un côté à l'autre du point qu'il recouvrait, je réussissais complètement, l'accès se trouvant dissipé aussi sûrement qu'il l'eût été au bout d'un ou deux jours et même davantage, dans le cas où il aurait été abandonné aux forces médicatrices de la nature ; ce qui, je le répète, s'est fait le plus souvent jusqu'à présent, soit parce que les médecins ont acquis la preuve qu'un remède quelconque ou même la boisson la plus simple est au moins inutile, soit à cause que les malades savent que presque tout ce qu'ils ingèrent dans l'estomac en ce moment, excite des nausées ou même le vomissement.

Mais, si quelquefois j'ai été obligé de réitérer une pression pendant une minute, il m'est arrivé fréquemment d'enlever, dans l'espace de peu de secondes, une migraine qui retenait le malade au lit depuis un, deux ou trois jours. Il est bon de faire remarquer que si, dans le cas d'une hémicrânie aussi prolongée, la douleur s'était par hasard aggravée depuis le premier jour au lieu de s'être amendée par un effort tout naturel comme elle fait ordinairement, il faudrait se tenir sur la réserve et craindre de rencontrer une névralgie au lieu d'une simple névrose, et commencer le traitement convenable dans cette complication. Toutefois, il faut être bien certain que la compression aggrave la douleur avant que d'y renoncer : ce qu'on ne pourra guère certiorer qu'après l'avoir exercée sans succès pendant une minute ou même 90 secondes.

Il est très-important d'observer aussi qu'il y a beaucoup d'individus, les jeunes personnes surtout, qui ne supportent pas avec patience la douleur que l'on excite immédiatement sur le point comprimé, et qui voudraient tout d'abord se refuser à ce qu'on continuât cette pression, qui doit véritablement être assez forte, dans tous les cas, pour que toute l'attention du malade se dirige là, en quelque sorte, et le porte à se plaindre. Mais si l'on prend assez d'empire sur eux pour qu'ils souffrent la compression seulement pendant dix secondes, le soulagement qu'ils éprouvent d'abord à la circonférence de la surface occupée par la migraine allant en augmentant rapidement et toujours de plus en plus vers le point comprimé, qui est bientôt, dans ces cas, le seul endroit douloureux, et, dans d'autres, aussitôt même que la compression est commencée, ils ne vous disent plus rien, sourient même de plaisir quelquefois et sont d'autant plus agréablement surpris, lorsque vous avez terminé cette petite opération, que le malaise et la pesanteur qu'ils ressentaient à la région épigastrique ont déjà commencé à se dissiper. J'en ai vu parmi les jeunes personnes surtout, qui ont éprouvé un grand appétit une heure ou deux après que je leur avais enlevé la migraine ainsi comme par enchantement.

Quant au traitement de l'hémicrànie arrivée à l'état de névralgie, il se compose, 1° de la saignée que l'on fait préférablement au pied, si le sujet est jeune et fort; 2° de l'application des sangsues qu'il faut faire derrière les oreilles, jusqu'à un demi-pouce environ en arrière et un peu au-dessous de l'insertion du muscle sterno-cleido-mastoïdien à l'apophyse mastoïde. L'application des sangsues suffit chez les personnes délicates, avec d'autant plus de raison que l'on a observé que cette espèce de saignée locale convenait mieux en général dans les névralgies, surtout quand on a soin de la faire une seconde fois, la première réussissant rarement seule, à moins cependant que l'évacuation sanguine qui en résulte ne se prolonge très-long-temps ou ait été précédée de la saignée de pied ; 3° une diète sévère, le petit-lait ou l'eau de poulet, des lavemens simples et quelques pédiluves sinapisés achèvent ordinairement le traitement, que l'on prolongera autant de temps qu'une pression peu forte sur les divers points du crâne entretiendra ou viendra réveiller l'endolorissement auquel on ne fait pas ordinairement assez d'attention. Mais lorsqu'au lieu d'un simple endolorissement, c'est un état continuel de douleur, faisant place par intervalle aux vives souffrances d'une migraine des plus intenses, il faut avoir recours à l'application d'un vésicatoire ou d'un séton, ou mieux d'un cautère, soit à la région temporale ou à la nuque. Toutefois, cette dernière partie me paraît préférable, si l'on fait choix du séton ou du cautère. (V. Stoll, *Ratio medendi*, *pars quinta*, *sectio* II, *anno* 1776, *historia morbi LI, die* 14 *maii, hemicrania chronica.*) Il faut le dire, les hémicrânies chroniques sont tellement rares que Stoll n'en donne que cet exemple dans son recueil si étendu et si volumineux d'histoires de maladies.

Ces moyens peuvent à la longue guérir une névralgie aiguë ou chronique, rémittente ou continue, pourvu qu'elle ne s'étende pas au-delà de la surface du crâne ; mais lorsqu'elle se propage dans toute la longueur du nerf frontal, à la branche ophtalmique et au ganglion du même nom, ce que l'on reconnaît à la dilatation de la pupille et à l'obscurcissement habituel de la vue du côté affecté, il y a peu de succès à attendre d'un traitement quelconque, et l'on doit désespérer de toute médication qu'on aurait à diriger contre une hémicrânie qui se compliquerait d'une inflammation s'étendant au trijumeau, à la portion de la dure-mère qui lui sert de gaine, à l'origine de ce nerf et à la substance du cerveau; état de complication pathologique que l'on doit craindre, lorsqu'à l'obscurcissement habituel de la vue du côté affecté, succède la cécité, l'hébétude ou le délire, la paralysie, enfin l'apoplexie, dernière scène de ce drame long et affligeant, lorsque la mort n'est pas venue terminer auparavant une si douloureuse vie.

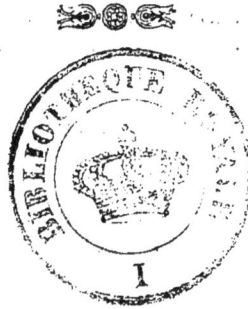

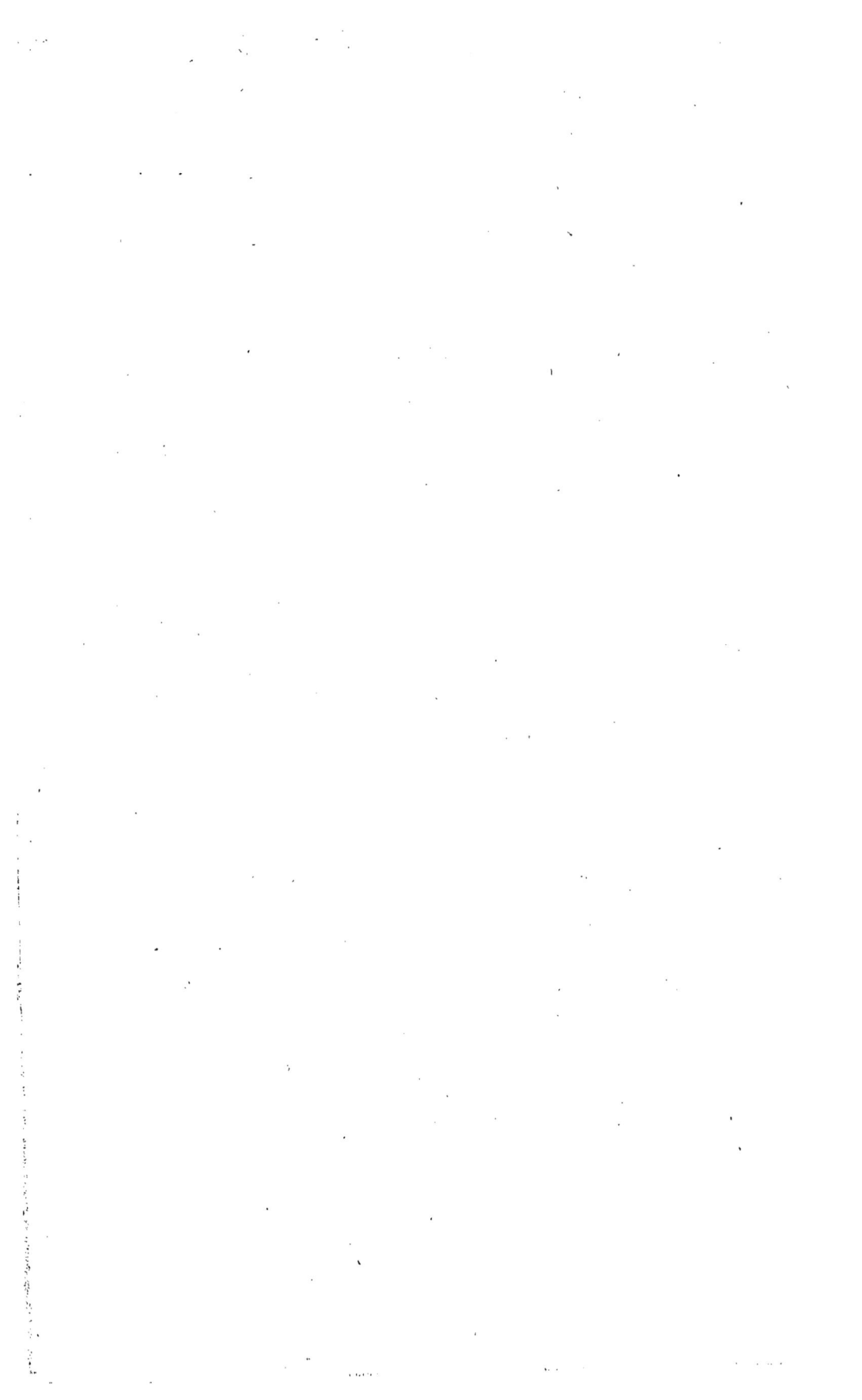